ASSOCIATION DES INGÉNIEURS

DE L'ÉCOLE CENTRALE DES ARTS ET MANUFACTURES

GROUPE DE TOURS

CONFÉRENCE

Faite le 16 Novembre 1895

SALLE GAGNEUX

Par EMILE MARIS

Ingénieur des Arts et Manufactures

Sur la viabilité, l'opportunité, l'urgence de ses Digesteries alimentaires et de sa nouvelle méthode de préparation partielle des aliments de toute nature à l'usage de l'homme, du bétail, des animaux de trait, de la basse-cour, etc., en vue de l'élévation considérable de leur pouvoir nutritif et de leur rendement.

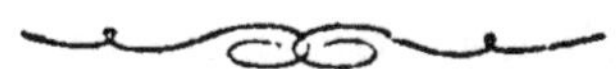

TOURS

IMPRIMERIE ROGER DU BOIS

13, RUE RICHELIEU, 13

1896

Conférence de M. Emile Maris

Ingénieur des Arts et Manufactures, sur la viabilité, l'opportunité, l'urgence de ses Digesteries alimentaires et de sa nouvelle méthode de préparation partielle des aliments de toute nature à l'usage de l'homme, du bétail, des animaux de trait, de basse-cour, etc., en vue de l'élévation considérable de leur pouvoir nutritif et de leur rendement.

Messieurs,

Le petit fascicule qui vous a été adressé individuellement vous a déjà initié dans ses grandes lignes à la question qui va former l'objet de notre entretien : question dont les développements sont en quelque sorte inépuisables, tant elle a dû emprunter aux sciences biologiques pour s'édifier elle-même.

Mais parmi ces développements en est-il un plus urgent que celui d'établir tout d'abord dans votre esprit et d'une façon définitive *la viabilité historique et scientifique, l'opportunité, l'urgence même, des réformes que je preconise.*

Tendre à ce résultat, tel va donc être mon premier effort, l'objet même de cet entretien.

Bien que certains termes qui reviendront fréquemment au cours de cette conférence vous soient familiers, il importe à mon avis d'en préciser à nouveau la définition avant d'entrer dans le vif du sujet.

Nous entendrons, *par aliments du 1er degré*, les principes nutritifs créés par les plantes tels que les albuminoïdes, hydrocarbones, corps gras végétaux, etc.

Par aliments du 2e degré, les aliments du 1er degré lorsqu'ils ont été transposés par le règne animal en albuminoïdes, hydrocarbones, corps gras animaux, etc., c'est-à-dire en viande, sang, etc.

Par digestion, l'élaboration que les aliments introduits dans les êtres végétaux et animaux y subissent, et en vertu de laquelle ils sont rendus aptes à être assimilés.

Par prédigestion, une action transformatrice préliminaire à une digestion, réalisée par voie naturelle ou artificielle, à l'aide des ferments digestifs ayant pour but soit de favoriser, soit de permettre l'existence à des êtres qui sans son concours eussent été fatalement appelés à disparaître ; soit enfin d'augmenter l'utilisation des aliments en vue de l'obtention économique des produits animaux de toute sorte (viande, lait, force, etc.)

Par prédigestion de 1er degré, celle qui est relative à la transformation préalable des aliments du 1er degré, en principes solubles et assimilables.

Par prédigestion de 2e degré, celle qui s'adresse à la préparation préalable des aliments du 2e degré, telle que la conversion de la viande saine et fraîche en peptones, ou en viande putréfiée, etc.

Par digesterie, un local (cellule végétale ou animale, graine, œuf ou matrice, estomac ou intestin, récipient de hois, de métal, de maçonnerie ou autre), dans lequel se réalise une prédigestion *quelconque*.

Ces quelques définitions générales bien établies et sur lesquelles je serai appelé à revenir à titre de développement, j'aborde la première partie de ma conférence.

I

Etude sur la dégénérescence des êtres organisés à travers les âges, et sur les moyens employés par la nature et par l'homme dans les deux règnes pour en retarder l'issue: 1. chez les végétaux, 2. chez les animaux sauvages; 3. chez l'homme ; 4. chez les animaux domestiques.

Une révolution dans les coutumes des agriculteurs, semblable à celle dont je viens ici vous entretenir, messieurs, ne peut manquer d'évoquer *a priori* le doute sur les résultats que la lecture de mon fascicule sur « Les digesteries alimentaires » a pu vous laisser entrevoir. Si mes vues sont exactes, si la prédigestion des aliments est vraiment nécessaire, en raison de besoins spéciaux, la nature, qui a dû prendre les devants en cette sorte de matière comme en nombre d'autres, sans attendre notre intervention ou notre agrément, doit nous fournir des indications précises à cet égard, aussi bien dans le monde végétal que dans le monde animal. Il est donc de toute nécessité de remonter aux origines les plus reculées de la question, de la suivre pas à pas (quoique d'une façon rapide, vu le peu de temps dont nous disposons ce soir), dans ses principales évolutions au cours des temps, de manière à asseoir mes conclusions sur des bases rigides, méthodiques, d'où découleront la conviction et la confiance dans le succès d'une méthode et de procédés précieux qui, une fois entrés dans les usages à la faveur des circonstances et sous la pression des nécessités économiques sociales, y demeureront sans risque d'éviction possible.

Cette intention de remonter aux âges les plus reculés pour les besoins de la cause, a déjà évoqué dans l'esprit de plus d'un auditeur le gai souvenir des « Plaideurs ».

Acte III, scène III

L'Intimé — Avant la naissance du monde.....

Dandin, bâillant — Avocat, ah ! passons au déluge.

Tranquillisez-vous, messieurs, j'arriverai rapidement au déluge.

1° Etude chez les végétaux

Sans nous attarder sur les premières manifestations de la vie organique (flore et faune) au sein des eaux dont les traces nous ont été si incomplètement révélées par l'examen des couches de la période cambrienne (époque primaire), sous forme d'algues, de vers, de crustacés, etc., il n'est pas sans intérêt de jeter un coup d'œil rapide sur les débuts lointains de la vie à la surface des continents.

Ces débuts ont été caractérisés par le règne à peu près exclusif des végétaux (Fougères et plus tard Conifères), dont rien ne contrariait la croissance, se développant par une température tropicale, au sein d'une atmosphère humide, sans doute chargée de nuages, qui ne laissaient arriver à la terre que des rayons diffus.

Cette atmosphère parvint cependant à se purifier, par le fait même de son enfouissement dans les immenses lagunes qui bordaient les continents, dont le relief était très faible et encore mal défini.

C'est alors que les animaux terrestres apparurent au cours de la période carbonifère, représentés par les reptiles, d'abord amphibies et végétariens.

Les végétaux et les reptiles, ces grands purificateurs de l'air et du sol, furent donc les précurseurs nécessaires de l'apparition ultérieure des grands mammifères, également amphibies, de la période jurassique (époque secon-

daire), des grands mammifères terrestres de l'époque tertiaire, et finalement
de l'homme.

Chemin faisant, et au cours de ces
longues évolutions, la flore se perfec-
tionne progressivement pour atteindre
à la période du miocène (époque tertiaire), le maximum de richesse végétale qui ait jamais existé, maximum
suivi d'un déclin, qui, commencé pendant la période pliocène, poursuit
graduellement et sans relâche, à travers les siècles, son œuvre de dégénérescence.

Si vous voulez bien, messieurs, con-
sidérer, d'autre part, que les végétaux
s'alimentent de corps simples qu'ils
puisent dans le sol et dans l'atmosphère, qu'ils ont seuls le pouvoir de
créer les principes alimentaires (albuminoïdes, hydrocarbones, corps gras,
etc.), sans lesquels les animaux ne sau-
raient exister ; — vous constaterez
immédiatement que l'époque de la
prospérité vitale maximum du règne
végétal devait nécessairement entraîner et déterminer l'époque de la prospérité vitale, également maximum, du
règne animal.

Et c'est, en effet, au cours de la période miocène, que nous constatons
l'existence de ces mammifères gigan-

1.

tesques, dont les animaux modernes (sauvages et domestiques), surtout les derniers, sont les descendants dégénérés.

A l'époque où la vie végétale battait son plein, les puissants végétaux d'alors, qui furent les créateurs inconscients mais privilégiés du sang des animaux, eussent été fortement en droit de douter (s'ils avaient eu la faculté de penser), qu'un jour viendrait, au déclin de la flore, où certains de leurs congénères appauvris en seraient réduits, pour s'alimenter et vivre, à utiliser les ressources de la prédigestion, en faisant usage notamment du sang des animaux comme dernier palliatif dans la lutte pour l'existence.

Vivre de sucs puisés dans le sein de la terre et d'éléments divers prélevés dans l'atmosphère semblait être l'apanage des plantes, leur destinée immuable.

Plantes carnivores. — De découvertes récentes, il résulte que certaines plantes, telles que la Drosère à feuilles rondes, la Dionée, la Saracenia, la Pinguicula vulgaris, l'Utriculaire, les Népenthès, etc., — et l'observation en fait grossir le nombre, — sont aussi carnivores que les animaux,

Le climat parisien à lui seul en possède une collection.

Lorsque, par un concours de circonstances, un végétal se trouve placé dans l'impossibilité de puiser dans le sol les sucs nourriciers azotés, phosphorés, etc., nécessaires à son existence, soit parce que ses racines sont très réduites, presque nulles ou nulles, — de deux choses l'une : — où la plante s'étiolera et son espèce finira par s'éteindre, ou bien la fonction de l'organe atrophié sera suppléée par l'exaltation d'une autre compensative.

C'est précisément ce qui arrive pour la plupart des plantes carnivores.

Leurs feuilles ont été douées, par une compensation toute naturelle, de la faculté de saisir et digérer les substances animales qui se présentent à leur portée immédiate.

Cette digestion s'opère par l'émission à l'extrémité de poils nombreux qui tapissent la surface des feuilles de liquides visqueux chargés de ferments spéciaux propres à ce genre d'alimentation.

Dès qu'une proie a été saisie, généralement un insecte, une mouche, une libellule, le liquide gommeux, qui est émis à cet instant en plus grande abondance, et qui agit à la fois comme glu pour retenir la proie, comme poison pour paralyser ses efforts, et comme suc digestif pour l'alimentation de la plante — devient acide.

Sa composition analogue à celle du suc gastrique des animaux agit surtout par des ferments similaires à la pepsine.

Les matiéres charnues sont dissoutes, les substances épidermiques ou cornées, telles que celles qui forment la carapace résistante des insectes, demeurent inaltérables; elles serout rejetées plus tard quand les fonctions de digest'on et d'assimilation auront été accomplies.

S'agit-il d'une plante aquatique,sans racine, flottant sur l'eau, de mœurs analogues et douées des mêmes facultés, telles que l'Aldrovrandia de nos eaux douces d'Europe, les i.ıfusoires et les petits crustacés qui viennent à sa surface sont absorbés de semblable façon.Ses feuilles bilobées entr'ouvertes, comme les valves d'une huître, sont toujours en chasse, à moins qu'elles ne digèrent, auquel cas ces lobes se sont rejoints et sont solidement clos.

Les mœurs carnivores de toutes ces plantes ont été nettement élucidées par de célèbres expériences dans lesquelles deux groupes de Drosères, par exemple, furent placées les unes de façon à ce qu'elles ne reçoivent le con-

tact d'aucun insecte, les autres alimen-
tées tous les 4 ou 5 jours par l'apport
sur les feuilles d'une ration de rosbif
cuit à point.

L'influence de ce dernier régime ne
tarda pas à faire sentir ses heureux effets. Au bout de deux mois, les plantes
gorgées de viande présentaient u ie vigueur qui contrastait singulièrement
avec l'aspect chétif des autres Drosères
privées de leur moyen capital de nourriture.

Les mangeuses de chair avaient des
rameaux vigoureux, leurs feuilles
étaient d'un vert foncé brillant, leurs
fleurs nombreuses, vives en couleur,
leurs fruits gros et bien nourris.

Les Drosères mises en séquestre privées de chair animale étaient deve-
nues anémiques.

D'ailleurs, des actes coordonnés in-
diquent nettement que le végétal qui
captive un insecte exécute l'une de ses
fonctions physiologiques normales.

Il est hors de doute que si le prison-
nier disparaît, ce n'est pas à cause de
la décomposition qui suit de près la
mort. Sa conservation est au contraire
assurée par le suc qui l'envel ppe et
lentement le dissout pour les besoins
de la plante.

Les plantes carnivores sont loin d'être

les seules qui utilisent des aliments prédigérés pour pourvoir à leur nourriture.

Tandis qu'elles s'adressent tout particulièrement à des matériaux nutritifs provenant de prédigestion du 2ᵉ degré, il est une foule de végétaux adultes, désignés sous le nom générique de parasitaires, qui n'ont d'autres ressources alimentaires que la sève ou les réserves de leurs congénères au détriment desquels ils vivent. Incapables de pourvoir seuls à leur nutrition, l'intervention préalable d'une sorte de dîneur faisant ici fonction de préparateur des aliments prédigérés au 1ᵉʳ degré leur est absolument indispensable.

Les plus curieuses parmi ces plantes parasitaires sont celles qui prélèvent leur alimentation prédigérée sur des végétaux différents selon la saison, telles que les Puccinies de la famille des Urédinées.

La Puccinie, vraie rouille par exemple, passe le printemps sur les Borraginées (la Buglosse, le Lycopside, etc.), et l'été sur les graminées ou elle est très répandue et forme une rouille très redoutée.

La Pu·cinie du gramen (rouille orangée des agriculteurs), passe le printemps sur les feuilles fraîchement épanouies du Berbéride vulgaire (Epine vinette), l'été sur le blé, etc., etc.

Tous ces parasites sont tellement impuissants à digérer seuls, assimiler étant pour eux une tâche suffisamment lourde, qu'ils ne peuvent se développer que sur des feuilles naissantes, dont la membrane externe et la paroi interne des cellules épidermiques sont extrêmement tendres et dénuées de résistance. C'est alors qu'implantées dans les espaces intercellulaires du parenchyme, elles s'y ramifient et sucent sans effort les principes nutritifs que leur amphitryon, véritable vache à lait, a prédigérés, solubilisés.

Un groupe de végétaux également fort intéressants au point de vue qui nous préoccupe, est celui des lichens.

Deux séries de plantes, un champignon (Ascomycète ou Basidiomycète, etc.), et une algue (Confervacée, Nostocacée, Protococcées ou Palmellées, etc.), n'ont échappé à leur disparition mutuelle, qu'à la possibilité qu'elles ont grâce aux éléments de contracter une véritable association à deux ou vie en symbiose, dans laquelle chaque associé prédigère pour l'autre les principes nutritifs que ce dernier est impuissant à rendre assimilables, à digérer.

L'algue prend au champignon une

partie de ses matières azotées et albuminoïdes que ce dernier crée beaucoup plus rapidement qu'elle.

Le champignon de son côté prend à
l'algue une partie de ses hydrocarbones qu'il est lui-même incapable de
former.

Je me limiterai, messieurs, aujour-
d'hui à ces quelques citations som-
maires.

Ce qu'il importe d'en retenir, c'est
que la nature fait appel au concours d'a-
liments prédigérés du 1er et du 2e degré
toutes les fois que cette forme prépara-
toire est nécessaire aux besoins de ses végétaux et qu'elle est en mesure de pouvoir
y donner satisfaction.

Ces besoins, nous l'avons vu, peuvent
résulter indifféremment d'une impuissance partielle ou totale de pouvoir
digérer par suite de faiblesse, de dégénérescence, ou de surcroît d'entretien
et de production (tels que racines,
tiges, rameaux, feuilles, fleurs, fruits,
graines etc.), dépassant leur puissance
nutritive et assimilatrice.

2° *Etude chez les animaux sauvages*

Les choses se sont-elles passées et se
passent-elles encore de la sorte chez

les animaux c'est ce que nous allons
maintenant examiner.

Ainsi que je me suis attaché à le rap-
peler précédemment la période miocène
a été contemporaine des manifestations
les plus magistrales de la vie animale
terrestre.

Seule, elle a connu les herbivores à
l'apogée de leur puissance nutritive,
musculaire procréatrice alors qu'ils
disposaient d'une pléthore de végétaux
luxuriants, et qu'ils régnaient en maî-
tres à la surface du globe.

Or, non seulement ces géants du
règne animal dont les seules produc-
tions utiles étaient leur propre entretien, et la reproduction de l'espèce,
possédaient un organisme établi pour
la consommation végétarienne à l'ex-
clusion de toute autre et sans le secours
d'aucune digestion préalable, mais encore ils employaient l'excès de leur
activité musculaire et nutritive à la
récolte et à la consommation de véri-
tables quartiers d'arbres.

Il n'est pas sans intérêt de citer ici
quelques exemples pour faire ressortir
leur puissance de vie.

Le mégathérium de la taille des éléphants, qui vivait au début de l'époque
quaternaire, c'est-à-dire bien longtemps après le commencement du dé-

clin de la flore et de la faune,possédait
néanmoins des mâchoires dépourvues
d'incisives et de canines (caractère
commun aux herbivores), qui por-
taient 18 molaires prismatiques longues de 18 à 20 centimètres et qui
étaient profondément et solidement
enchâssées dans leurs alvéoles. Leur
surface était sillonnée de manière
à en faire des instruments admirable-
ment propres à broyer les corps
les plus durs. Bref, ces mâchoires
constituaient une machine d'une puissance prodigieuse.Ses membres étaient
extraordinairement massifs, le fémur
par exemple égalait presque en lar-
geur la moitié de sa longueur. Enfin,
sa queue était composée de 15 vertè-
bres si puissantes, que l'on suppose,
avec assez de vraisemblance que l'a-
nimal s'en servait,avec le concours des
2 membres postérieurs, pour supporter
le poids de son corps ; tandis que les
2 membres antérieurs, armés d'ongles
robustes et non comprimés, fouillaient
la terre afin d'arracher de grosses racines qui concouraient à sa nourriture.

C'est à l'illustre Cuvier que nous devons ces belles découvertes qui tirèrent
des mondes entiers de leurs ruines.

Si les plus grands éléphants de nos

jours sont bien loin de pouvoir développer une pareille force musculaire,
ainsi que l'établit la comparaison de
leurs squelettes et de leur appareil
dentaire avec ceux de la période du
miocène, il n'en est pas moins vrai
qu'on trouve dans leurs excréments
en forme de boudins longs de 0 m. 50,
épais de 0 m. 14 à 0 m. 16, des mor-
ceaux de branches de 0 m. 11 à 0 m. 14
de longueur et de 0 m. 04 à 0 m. 06 de
diamètre, échappant parfois à la digestion.

Quelque puissants que soient encore ces animaux, que sont-ils à côté
de leurs grands ancêtres dont la forme
est à jamais disparue de la scène du
monde ? Ne vont-ils pas dégénérant
de siècles en siècles, jusqu'à ce qu'ils
viennent à s'effacer eux-mêmes.

Les fragments d'arbres qu'ils consomment encore, ne sont-ils pas de
nature à nous donner une haute idée
de l'activité régnante dans l'appareil
digestif de tels monstres.

Que sont, dans un autre groupe, les
autruches de nos jours dont le suc gastrique possède encore la propriété
d'user et de cribler de trous les mor-
ceaux de fer que cet animal au goût
obtus a avalés par mégarde, à côté de la
puissance digestive des grands herbi-

vores ses ancètres préhistoriques, tels
que le Dinornis trouvé dans le diluvium
de la Nouvelle Zélande, et l'Epyornis
découvert à Madagascar dans le même
terrain, si l'on songe que la plus grande
des cinq espèces du genre Dinornis
avait 4 mètres de hauteur, que les em-
preintes retrouvées dénotent un pas de
1 m. 20 à 1 m. 50, alors que l'autruche
actuelle, ne fait que des enjambées de
0 m. 25 à 0 m. 30.

Et encore, je le répète, ces grands
pachydermes, ces grands ruminants,
ces grands oiseaux des premiers âges
de l'époque quaternaire n'étaient eux-
mêmes que les descendants déjà sen-
siblement amoindris de leurs précurseurs du miocène qui ont marqué l'apogée de la puissance digestive chez les
animaux terrestres.

La première manifestation du déclin
de cette puissance se produit dans la
seconde moitié de cette période miocène, avec l'apparition des grands carnassiers qui se présentent à nous comme
un critérium de décadence animale,
comme une forme de corruption partielle et parasitaire du régime végéta-
rien.

Le carnassier n'a pu, en effet, prendre place au banquet vital qu'à la faveur, entre le végétal et lui, de ces di-

gesteries alimentaires vivantes qui s'appellent : les herbivores.

Il est donc, nutritivement parlant, dans un état d'infériorité notoire, la disparition brusque de l'herbivore pour une cause quelconque entraînant immédiatement celle du carnassier.

Qui plus est, ceux de ces carnassiers, tels que la hyène, qui ne recherchent que la viande en putréfaction ou les cadavres sont eux-mêmes, comparés aux herbivores, un échelon encore plus élevé dans l'échelle de dégénérescence de la puissance digestive, puisque la chair fraîche et saine, vivante ou non, n'est plus un terme, de la série des transformations des principes nutritifs du végétal, suffisamment avancé, en un mot assez prédigéré pour eux, et qu'il leur faut au surplus le concours de nouvelles digestions préparatoires (prédigestion du 2e degré), à la faveur des ferments de la putréfaction.

3° *Etude chez l'homme.*

L'alimentation des hommes, comme celle des animaux, va commençant par l'emploi d'aliments grossiers qui iront en s'affinant, au fur et à mesure que se poursuit la décadence des êtres vivants, conséquence toute logique d'ailleurs.

Partis, vraisemblablement, d'une région terrestre unique, du moins le prétendent ainsi les grands esprits qui ont cherché à pénétrer ces origines lointaines, les hommes se sont éparpillés sur les différents points du globe, se différenciant dans le temps et dans l'espace, au point de créer des écarts considérables de types, de caractères, de mœurs, de coutumes alimentaires, etc.

Si l'on examine le système dentaire de l'homme comparé à celui des diverses espèces animales, on ne tarde pas à se convaincre qu'il était primitivement destiné à se nourrir principalement de fruits et de végétaux. Il semble donc qu'il a dû être placé dès son origine, dans les contrées où le règne végétal peut fournir toute l'année à son alimentation, telles sont quelques parties de l'Asie et de l'Inde. C'est dans ces climats que l'on trouve les palmiers, et quelques autres végétaux perpétuellement chargés de fruits ou de sucs, propres à entretenir la vie des peuples ou des animaux qui les habitent.

Dans l'Afrique et dans l'Amérique intertropicale, on rencontre des hommes qui vivent exclusivement de végétaux, tant la terre de ces régions produit abondamment des fruits et racines nutritives de toutes sortes.

Les habitants de certaines contrées de l'Ethiopie se nourrissaient de jeunes pousses d'arbres. Ils avaient reçu des anciens le nom de Xylophages (mangeurs de bois).

Dans la race Malaise, les habitants des Iles Salomon (Papous de la Nouvelle Guinée), s'alimentent de cocos et d'une sorte de racines nommées venans.

Les Néo-Zélandais ou Maoris (Polynésie), ne s'occupant pas d'agriculture, leur nourriture se compose entre autre de la racine d'une fougère.

Les Lapons se nourrissent d'écorce de pin ou de bouleau trempée dans de l'huile.

Ces constatations curieuses et authentiques ne nous donnent-elles pas le droit, messieurs, de nous demander si l'homme lui-même, cet herbivore des temps anciens et modernes, que nous venons de voir disputant son alimentation aux racines, aux écorces, aux ramilles mêmes, n'a pas été doué à une époque reculée, et d'une manière générale, de la propriété de ruminer. Certes, messieurs, c'est là une hypothèse, pour la démonstration de laquelle il nous manque bien des matériaux, et qui d'ailleurs ne trouve ici qu'une place très accessoire, mais j'ai cru qu'elle n'était pas négligeable dans une étude du genre de celle qui forme l'objet de notre entretien.

Des observations récentes rapportées par des auteurs d'une grande autorité scientifique ne permettent pas de douter de la possibilité de la rumination chez l'homme.

Le premier exemple est celui d'un noble de Padoue qui mangeait très vite et presque sans mâcher ses aliments, et qui environ une heure après le repas se mettait à ruminer ; cet acte était chez lui involontaire et les aliments qu'il ramenait à la bouche lui causaient un très grand plaisir.

Le second est celui d'un moine qui ruminait dans les mêmes conditions.

Le troisième est celui d'un enfant qui, après avoir perdu sa mère, vécut de lait de vache pendant deux ans. Il prit à ce moment l'habitude de ruminer, et la conserva toute sa vie.

Le quatrième exemple est celui d'un jeune homme très vorace qui ruminait absolument comme un bœuf.

Enfin un cinquième exemple est fourni par un Allemand, qui, après avoir mangé, se retirait bientôt dans un coin pour ruminer. Cet acte était chez lui, non seulement involontaire, mais encore forcé.

Ces cas indiscutables pourraient bien n'être après tout que de simples cas d'atavisme. Au point de vue purement scientifique, il est certainement regrettable que les observations qui les ont mis en lumière n'aient pas été commencées plutôt, et consignées au cours des siècles passés.

Cette parenthèse fermée, je poursuis mon étude de l'alimentation végétale chez l'homme.

Les Persans et les Egyptiens ne mangent jamais que des dattes, et les Arabes que des dattes et des figues.

Les Brahmanes ne vivent depuis des siècles que des produits de la terre.

Les Polynésiens, les Otahitiens et un grand nombre d'habitants de l'Amérique du Sud tirent leur nourriture presque exclusive de l'arbre à pain, de riz cuit, avec un peu d'eau, auquel les Malais ajoutent du Sagou.

(Cet arbre à pain, le Rimier, de la famille des Artocarpées, de 10 à 16 mètres de hauteur, dont les feuilles atteignent 1 m. de longueur, mérite un instant notre attention. Il possède un gros fruit qui contient un peu avant sa maturité une chair blanche ferme et farineuse ayant la saveur du froment, avec un léger goût d'artichaut, fruit qui sert aux habitants précités à la préparation d'une pâte fermentée qui se conserve assez longtemps et dont ils se nourrissent pendant les 4 mois de l'année où l'arbre ne donne pas de récoltes.)

Les nègres de l'Ethiopie se contentent de millet et de quelques autres graminées.

Ailleurs, ce sont des figues, des ignames, des patates, du maïs, des grains, des racines, du manioc, des tubercules, des pommes de terre, du lait végétal aussi doux et aussi substantiel que celui de nos troupeaux, et provenant de plusieurs espèces d'arbres exotiques qui composent presque totalement l'alimentation des habitants.

Bref, dès les premiers âges de l'humanité, l'homme a commencé par s'alimenter de végétaux bruts, provenant des arbres dont le sol était abondamment couvert, de farines naturelles sans aucun apprêt, puis avec le déclin de sa puissance digestive il diminue graduellement l'emploi de ces végétaux bruts, il commence par additionner d'eau ces farines pour les rendre plus digestibles par une sorte de macération préalable destinée à ramollir les grains d'amidon afin de faciliter leur pénétration par les sucs digestifs.

Plus tard, il songe à cuire ce mélange, et forme un pain sans levain.

Mais comme avec le temps cela ne suffit plus à ses besoins, il a recours à un commencement de prédigestion de ce pain par l'emploi artificiel d'un ferment, la levure de bière. C'est alors qu'il fait appel à la panification proprement dite comprenant trois opérations, le pétrissage, la fermentation, la cuisson, qui concourent ensemble à l'élévation de la digestibilité des farines, à la faveur de la fermentation alcoolique que détermine cette levure, et de fermentations adventives qui commencent, entre autres, une légère fluidification du gluten.

Ensuite vient un moment, où désirant poursuivre plus loin ce travail préliminaire à la digestion dont il a déjà éprouvé d'excellents effets, il songe à la préparation de soupes au cours de la fabrication desquelles les principes nutritifs du pain continuent à subir l'œuvre prédigestive des ferments, favorable à sa digestion ultérieure.

Les végétaux de toute nature, dont l'homme s'alimentait déjà depuis les premiers âges, vont également trouver, dans la cuisson, une prédigestion nécessaire aux transformations de tous leurs éléments, notamment de la fécule et d'une partie de la cellulose, en glucose soluble et assimilable.

D'autre part, et avec les nécessités qui furent imposées à l'homme dans les temps préhistoriques, par le climat des régions vers lesquelles il se dirigea et qu'il se résigna à habiter, il fut contraint d'abandonner plus ou moins le régime végétal pour se nourrir de substances plus calorifiques, telles que le poisson et la viande.

C'est ainsi que les habitants des contrées glaciales du nord, les Groenlandais, les Esquimaux mangent la chair crue des phoques, des ours marins, et boivent de grandes quantités d'huile fétide de baleine. Leur pain est composé de poissons fumés désséchés ou putréfiés dans des fosses. (La putréfaction poussée jusqu'à un certain degré jouant ici le rôle de prédigestion, elle n'est en somme qu'une exagération du faisandage tendant vers le même but.)

Dans le même ordre d'idées les Tartares mangent la chair crue de leurs chevaux et n'hésitent pas à leur ouvrir une veine pour boire leur sang tout chaud. Les sauvages de l'Amérique du Nord se nourrissaient et ce qu'il en reste se nourrit encore de viandes crues.

La viande, tout d'abord consommée crue et fraîche ou abandonnée dans d'autres cas, comme on vient de le voir, à une fermentation naturelle préliminaire au repas, sera ultérieurement soumise par l'homme à la cuisson qui en amollira les différentes parties en les désagrégeant, en faisant dégager les matières protéïques emprisonnées dans ses cellules, en facilitant dans une certaine mesure la solubilisation de ses principes nutritifs.

Mais, ce ne sera que lorsque l'homme éprouvera le besoin instinctif de faciliter la digestion des aliments végétaux ou animaux qu'il a à sa portée, qu'il s'appliquera graduellement à des prédigestions de plus en plus complexes comme à découvrir les moyens de reproduire artificiellement le feu céleste, en vue de ce résultat.

Conscient de son affaiblissement physique et graduel avec le temps, fort de sa propre expérience, poussé par l'augmentation de ses besoins, notamment par celui de produire, et de produire rapidement, nous voyons en effet l'homme s'ingénier de plus en plus à mettre au service de son alimentation les actions combinées de la division mécanique, de la macération, de la fermentation, de la cuisson, etc.

Si mes citations antérieures ne l'avaient déjà démontré, l'homme suffirait, à lui seul, pour témoigner avec quelle

extrême facilité l'organisme des animaux
se plie à tous les régimes qu'imposent le
climat et les ressources locales.

Tandis que les pasteurs nomades vivent presque exclusivement de laitages,
les populations des côtes maritimes
s'alimentent de poissons, celles des régions tropicales de **végétaux**, celles des
régions froides de viandes.

Chacun de ces régimes si différents
les uns des autres nécessite dans l'appareil digestif la prédominance de certaines catégories de ferments. A la
longue l'appareil dentaire se modifie.

C'est ainsi que les peuples du Nord,
consommateurs de viandes, ont les
dents plus aiguës, plus fortes et plus
écartées, les molaires plus petites que
celles ces peuplades des régions équa-
toriales. Chez ces derniers au contraire
qui consomment des végétaux et des
fruits, les mâchoires sont plus proémil-
nentes, étendant davantage l'apparei
de la mastication. Ils présentent une
espèce de museau qui les rapproche
des animaux frugivores.

De telle sorte que l'organisation alimentaire de l'homme comme celle des
animaux se modifie selon ses besoins.
Tout se résume en dernier ressort par
une affaire d'adaptation que le temps
consacre.

Il en sera de même nécessairement à l'égard des aliments prédigérés dans les digesteries de mon système et par mes procédés.

Ce qu'il importe surtout de retenir de cet examen rapide des variations de l'alimentation humaine, au point de vue spécial que je vous expose ici, messieurs, c'est que le régime (fonction lui-même du climat), a créé chez les hommes, *considérés dans leur ensemble*, des aptitudes absolument différentes.

Les hommes du Nord qui se nourrissent d'aliments du second degré, c'est-à-dire de principes nutritifs (albuminoïdes, hydrocarbones, corps gras, animaux, etc.) qui ont déjà été, avant leur transformation, mastiqués, insalivés, digérés, assimilés une première fois par les herbivores, en un mot prédigérés, ces hommes du Nord, dis-je, sont plus robustes et plus vigoureux que ceux du Midi. Ils supportent avec facilité les fatigues de la guerre, les travaux physiques pénibles. Chez eux, l'alimentation riche, intensive, qui *seule* permet *le travail corporel* et la grande production, les pousse au développement physique et à la santé.

Les hommes des régions méridionales qui se nourrissent surtout d'aliments du premier degré, de végétaux n'ayant reçu aucune prédigestion notable, ont généralement une bien moindre vigueur, produisent beaucoup moins physiquement, et s'adonnent de préférence à la culture des arts, aux œuvres de la pensée ; nombre d'autres préfèrent le repos.

Conclusions. — D'importantes conclusions se dégagent sans effort de toutes ces observations empiriques :

En première ligne, la supériorité des aliments prédigérés (aliments du 2me degré) sur les aliments non prédigérés (aliments du 1er degré), au point de vue de la production, de la force physique, de la vigueur et de l'hygiène des êtres organisés qui en font usage. — En second lieu, l'opportunité et l'urgence de ma méthode.

Donc toutes les fois que nous aurons en vue l'obtention d'une grande et rapide production d'énergie physique, ce qui est le cas du soldat en campagne, du cheval de troupe, des animaux de trait, il n'y a pas d'hésitation possible, l'aliment prédigéré s'impose.

Toutes les fois que nous demanderons à un organisme animal une production physique intensive et économique (viande, lait, laine, œufs, etc.), la prédigestion des rations à la ferme, est la seule méthode de préparation culinaire qui puisse répondre à ces divers desiderata.

Et puisque l'alimentation de l'homme, consacrée par les siècles, a démontré qu'elle pouvait normalement consister : 1° *en aliments totalement prédigérés* (viande et poisson), chez les peuplades avoisinant les pôles ; 2° *en aliments totalement prédigérés pour partie* (la viande, et *en aliments non prédigérés pour l'autre partie* (les **végétaux**), que l'homme prend seul à sa charge de transposer lui-même en viande dans les climats tempérés ; 3° *en aliments non prédigérés* (les végétaux) qu'il transforme totalement en viande dans les pays tropicaux — il nous sera loisible de prédigérer partiellement la totalité des rations destinées à nos animaux domestiques, comme de n'en prédigérer qu'une partie : tout dépendra de l'intensité productive que nous réclamerons d'eux.

Mais il nous faut aborder, l'un ou l'autre, suivant le cas. Et comme le cas le plus général, est la nécessité contemporaine de produire beaucoup et à bon marché, — c'est la première solution qui s'imposera le plus souvent.

Quant à l'alimentation du soldat, qui peut être établie de bien des façons, et dont il ne m'appartient pas d'arrêter le

rationnement et la composition, —
tout ce que je puis affirmer, c'est que
ma méthode de prédigestion appliquée
à ses aliments, est de nature à rendre
les plus grands services.

J'en reparlerai un peu plus loin.

— En ou're de la viande, le lait et
ses dérivés, les œufs, le bouillon, les
boissons fermentées, etc., sont autant
de produits alimentaires prédigérés,
autant de formes différentes de transpo-
sition des végétaux, dont l'homme
s'épargne le labeur digestif.

Pourquoi refuser plus longtemps aux
animaux la faveur d'épargnes analogues, en leur accordant la prédigestion artificielle de ces mêmes végétaux,
non pas en poussant l'opération jusqu'à
leur point de conversion en viande, ce
pui est au-dessus de nos moyens, —
qour le moment du moins, — mais jusqu'à un degré tel, qu'il en résulte une
tout autre utilisation des fourrages,
pour le plus grand bien de tous, pro-
ducteurs, intermédiaires et consommateurs.

N'est-ce pas là un objectif pour lequel il n'y a pas de délais ? Qu'atten-
dons-nous ?

Est-ce la crainte de voir péricliter le
bétail du fait de sa nutrition à l'aide
d'un produit qui est le *premier terme*

seulement de la conversion en viande?

Mais la viande elle-même, nos chevaux, nos porcs, nos herbivores s'en accommodent très bien, comme on le verra tout à l'heure, et pourtant c'est là le *dernier terme* de cette même série de transformation physiologique à laquelle je faisais allusion il n'y a qu'un instant.

Cette revue rapide des moyens employés par la nature dans les deux règnes pour retarder les effets de la dégénérescence, étant provisoirement close, je vais aborder maintenant ceux provenant du fait de l'homme.

4° *Elude sur les animaux domestiques*

Alors que les précurseurs de nos bœufs domestiques, parvenus au complet développement de leur puissance, se nourrissaient d'herbes grossières des marécages ou des prairies primitives ; et de branchages des forêts, — dans quelle situation sont aujourd'hui leurs descendants ?

Non seulement nous leur distribuons des herbes délicates provenant de graminées ou de légumineuses, des résrves alimentaires particulièrement tendres et abondantes, sous forme de graines, de céréales, de légumineuses, d'oléagineuses, de racines ou de tubercules, mais *encore nous reconnaissons chaque jour, et de plus en plus,* tout l'avantage hygiénique et économique que nous avons, à leur hacher, broyer, concasser, triturer, couper, etc., ces produits; et à faciliter leur nutrition par tous les moyens en notre pouvoir.

Les nécessités de la production intensive animale qui est et sera de plus en plus à l'ordre du jour agricole, parce que les frais généraux d'entretien, de logement, de service, de surveillance, d'éclairage, de mobilier, de vétérinaire, d'intérêts de capital, de risques et amortissement, restent à peu près les mêmes, que l'animal produise peu ou beaucoup — ces nécessités, dis-je, nous conduisent depuis déjà nombre d'années dans les exploitations bien dirigées à nourrir au maximum.

Par *nourrir au maximum*, quel que soit le genre de production en vue, les praticiens éclairés n'entendent pas qu'il suffit de faire manger beaucoup, mais qu'il faut avant tout faire digérer ces fourrages consommés, en faciliter l'utilisation et l'assimilation sans troubler l'équilibre physiologique — sans quoi il n'en résulterait qu'une surcharge pécuniaire, sans aucun profit compensateur pour la production.

Les moyens employés pour tendre à ce résultat sont réalisés actuellement :

1° *En augmentant la consommation* :

par la bonne qualité des fourrages,
par le fractionnement de la distribution,
par la variété des aliments ,
par la propreté,
par la prolongation des repas.

2° *en facilitant la digestion et l'assimilation* :

par une bonne relation nutritive,
par la division mécanique,
par la macération à l'eau froide ou à l'eau chaude,
par la fermentation en silos,
par la cuisson et l'usage de bouillies, soupes, pain, etc.,
par l'emploi des condiments (sel, fenouil, graines de carvi, etc.), qui augmentent la salive,
par l'emploi d'excitants spéciaux (menthe, genièvre, thym, anis, poivre, graine de moutarde, ail, etc.), qui provoquent une sécrétion plus abondante des sucs gastriques,

3

par l'emploi de légers purgatifs (sul-
fate de soude, sel, carbonate de
magnésie, etc.), administrés de
temps en temps, qui augmentent
les sécrétions de la bile et du suc
intestinal,
par un repos suffisant et l'emploi de
bons soins.

3° en activant l'absorption :

par le réveil des fonctions vitales et
l'accélération des fonctions dépu-
ratives, à la faveur des diurétiques,
des sudorifiques, du pansage, etc.,
par de bonnes litières et de bonnes
étables,
par des doses de boissons judicieuse-
ment appropriées.

— Si toutes ces préoccupations et
tous ces soins sont entrés depuis longtemps dans la pratique courante d'un
assez grand nombre de fermes françaises et d'un bien plus grand nombre
encore de fermes étrangères, c'est
qu'ils nous sont de plus en plus impo-
sés par des raisons d'ordre économique.
Les animaux domestiques s'accommodent fort bien de toutes ces mesures
ultra - rationnelles. Elles constituent
dans leur ensemble un acheminement

rapide, vers cette cuisine simple, *mais complète*, que je réclame pour le bétail, les animaux de trait, de basse-cour, etc., ne faisant en cela qu'imiter la nature qui n'hésite pas à recourir à la prédigestion partielle, voire même totale, ainsi que je l'ai démontré, toutes les fois qu'elle est motivée, *notamment par un besoin de production au-dessus des forces de l'être considéré.*

Or, en ce qui concerne nos animaux domestiques, et puisque le besoin économique social de production intensive de viande, de force, de lait, de laine, etc., nous a contraint à entrer résolument depuis des années dans la voie de la préparation des aliments qui leur sont destinés, ainsi que je l'ai exposé précédemment, n'hésitons pas plus longtemps à marcher résolument dans la même voie en généralisant cette habitude, et en y faisant quelques pas de plus pour le plus grand bien de leur hygiène et de notre propre bien-être ! Ces quelques pas complémentaires dans la voie du progrès devant nous permettre l'obtention, à bien meilleur compte, de tous les produits animaux.

Toutes les fois qu'un agriculteur donne à son bétail du lait, des fourrages, pulpes ou racines, provenant de fermentation en tas ou en silos, des résidus de distillerie, de sucrerie, de glucoserie, de macération, des tourteaux provenant de fabrication à chaud, etc., etc., toutes ces pratiques sont la meilleure démonstration de la valeur de ma méthode, elles en constituent les avant-coureurs.

Dans chacun de ces cas particuliers : l'herbivore, le silo, la distillerie, la sucrerie, la glucoserie, la brasserie, l'huilerie, jouent à l'égard de chacun de ces produits le rôle de digesterie alimentaire.

Et en effet :

L'herbivore, par une prédigestion préalable à l'alimentation de l'homme, à celle des jeunes animaux, à celle du porc adulte, etc., se charge dans la profondeur de ses organes, véritable digesterie modèle, de transformer à l'aide des ferments digestifs les principes nutritifs des végétaux qu'il a consommés, d'abord en sang, puis en chair, notamment en celle constitutive des glandes mammaires dont la désagrégation graduelle et continue, va former cet aliment complet et précieux, totalement prédigéré, véritable chair coulante qui s'appelle le lait.

Le Silo (bien qu'il soit avant tout un moyen de protection et de conservation destiné à protéger les fourrag dans les années pluvieuses contre la déperdition considérable de saveur et de richesse qui résulte du lavage de ces fourrages par les pluies, et par suite de la dissolution des parties solubles des principes nutritifs qui en constituent le meilleur appoint), n'en est pas moins une ébauche de digesterie, remplie d'imperfections il est vrai, dans laquelle les principes nutritifs subissent un certain nombre de transformations favorables à leur digestibilité à la faveur de férmentations diverses. Il en est de même lorsque le rôle du silo est de conserver des racines tubercules, pulpes de distilleries, de sucreries, de féculeries, ou des drèches, de distilleries, de glucoseries, d'amidonneries, de brasseries, etc.

J'aurai occasion d'y revenir plus loin.

Les distilleries, les glucoseries, les brasseries font chacune à l'égard des grains, racines et tubercules qu'elles traitent, ainsi que je l'ai dit tout à l'heure, l'office de digesteries alimentaires, soit à l'aide de ferments, soit à l'aide des acides, dont le rôle déshydratant est assimilable à celui des ferments, le but de ces industries agricoles étant de convertir des hydrocarbones de forme analogue à l'amidon en leurs dérivés, sucre, alcool, etc.

Les résidus de ces industries bénéficiant de ces transformations particulièrement favorables à leur assimilation ont été reconnus fort avantageux par les agriculteurs pour l'alimentation du bétail.

Les huileries ne sont elles-mêmes que des digesteries à l'égard des animaux domestiques, grâce au traitement à chaud des graines oléagineuses et du temps pendant lequel les tourteaux restent soumis à cette température au cours des opérations de pressurage qui provoquent au sein de l'albumen des transformations analogues (quoique rudimentaires) à celles que je préconise, et auxquelles les tourteaux à chaud doivent leur principale valeur nutritive, et la faveur dont ils sont l'objet de la part des agriculteurs éclairés, notamment de ceux de nos départements du Nord et du Midi, et surtout de ceux de l'étranger (Angleterre, Belgique, Hollande, Allemagne, etc.), où il s'en consomme chaque année des quantités formidables, pour la nutrition du bétail, en vue de la production intensive.

L'ensemble des agriculteurs, si difficile à entraîner dans la voie du progrès, dépasse souvent la mesure lorsqu'il a été à même de constater l'effet bienfaisant de telle ou telle méthode,

pareil en cela à la vapeur des chau-
dières dont la force d'expansion est
d'autant plus violente qu'elle a été plus
longtemps comprimée.

C'est ainsi que les cultivateurs de la
Mayenne, après avoir été longtemps
rebelles à l'emploi des amendements
calcaires qui leur était préconisé par
les hommes de progrès du commencement du siècle, ont tout attendu de ces
amendements et ont fini par épuiser
leur sol, à la faveur de l'abus qu'ils
ont fait de cette méthode, du jour où
ils en eurent reconnu la valeur. L'é-
cueil fut le suivant: chaulages copieux,
fumurës rares.

Cet effet fâcheux ne s'est pas produit
partout où l'on a agi sans engouement, où l'on a su rester dans de sages
limites, partout en un mot où l'on ac-
compagnait ces chaulages de fumures
suffisantes.

Ce serait sortir de mon sujet que de
passer à d'autres citations sur un terrain étranger à celui que je traite aujourd'hui devant vous, messieurs. J'a-
jouterai toutefois, qu'à propos des engrais, par exemple, je n'aurais que
l'embarras du choix. Là encore en
beaucoup d'endroits l'engouement et
l'abus ont succédé à l'indifférence,
préjudiciables l'un et l'autre aux bonnes

conditions de travail des ferments nitriques et autres, à la bonne végétation qui en est la conséquence, et finalement aux intérêts de l'agriculteur.

La prédigestion partielle des rations alimentaires destinées aux animaux qui me contraint à de longs et patients efforts pour en faire accueillir le principe et l'urgence dans nos coutumes agricoles françaises, a été l'objet, à l'étranger et sur quelques points du territoire français, d'une application d'un caractère particulier que je ne saurais passer sous silence, d'autant plus qu'elle contient de précieux enseignements dont je ne négligerai pas de tirer profit au cours de cette conférence.

Le but a encore été ici dépassé.

Certes, il convient, en raison des besoins d'ordre économique, de procéder à une préparation culinaire scientifique préalable à l'alimentation de nos animaux domestiques, mais il est des formes de prédigestion qui répugnent à la délicatesse de peuples arrivés au degré de colonisation qui caractérise le monde moderne, quels que soient les besoins d'utilisarisme qui s'imposent à lui au cours des dernières années de ce siècle.

J'ai fait allusion à certaines pratiques

alimentaires, pour le moins originales, qui se pratiquent notamment en Suède, en Laponie, ne Norvège, et qui consistent à introduire, dans l'alimentation des bœufs et des vaches, le crottin et le fumier des chevaux.

Voilà, messieurs, de la prédigestion d'un caractère bien particulier.

Dès le milieu du siècle dernier les montagnards norvégiens et suédois ajoutaient du fumier de cheval au foin destiné à leurs vaches.

Aujourd'hui, au centre de la Laponie proprement dite, et dans la partie la plus septentrionale de la Laponie suédoise, le crottin des chevaux remplace, en hiver, le foin dans l'alimentation du bétail.

D'après Fleischmann, c'est à M. Swartz de Hofgarden (Suède), inventeur du procédé d'écrémage qui porte son nom, que revient le mérite d'avoir le premier entrepris, en 1868, dans son établ. peuplée de vaches Shorthorns, des essais étendus sur ce singulier mode d'alimentation. Ces essais ont été, sous tous les rapports, *si satisfaisants*, que, depuis cette époque, le fumier de cheval constitue un élément constant de la ration quotidienne des vaches laitières de Hofgarden.

D'après les observations recueillies

jusqu'à ce jour, 8 litres de fumier frais de chevaux de fatigue bien nourris, équivalent comme valeur nutritive à environ 3 livres de bonne paille. Comme un cheval donne en moyenne 1 kil. 5 de fumier frais par jour, soit environ 11.000 litres par an, et que cette quantité équivaut, comme valeur nutritive, à peu près à vingt quintaux métriques de paille, on peut, en utilisant cette matière, économiser une notable quantité de fourrage brut.

A Hofgarden, on donne aux vaches, par jour et par tête, 8 litres de fumier de cheval et même 11 litres en ces derniers temps, *sans qu'on ait observé le moindre inconvén·ent, soit pour la santé des animaux, soit pour la qualité du lait et de se· dérivés.* Beaucoup de vaches prennent immédiatement le fumier de cheval; d'autres doivent être accoutumées à cette nourriture par petites doses augmentant graduellement.

Le crottin doit toujours être employé à l'état frais, le jour même, ou au plus tard le lendemain, recouvert d'un peu de pouture. Une fois que les vaches y sont habituées, elles le prennent aussi sans aucune addition de pouture.

J'ai fait, également, allusion à cette

autre pratique alimentaire usitée en France dans les régions ou l'on élève le ver à soie, notamment dans le département de l'Ardèche, et qui consiste à distribuer les excréments de ce précieux artisan aux bêtes bovines, aux porcs, et même aux chevaux.

Les porcs en reçoivent 1 k. 500 et plus par jour, délayés dans des eaux grasses, seuls ou mélangés avec un peu de farine. Les chevaux en absorbent environ 0 k. 700 à chaque repas, également seuls ou mélangés à de l'orge, de l'avoine, des farines à l'état sec.

Tous ces répugnants aliments, qui constituent une vigoureuse démonstration de l'utilisation plus qu'insuffisante des rations alimentaires par le bétail, sont, en raison de leur emploi, si motivé qu'il soit, un puissant et éloquent plaidoyer en faveur de la méthode que je préconise, qui réalise, et bien au delà, les résultats poursuivis dans toutes ces coutumes d'un autre âge, sous une forme acceptable, compatible avec les progrès de notre civilisation.

Je reviendrai sur ce sujet ultérieurement pour en tirer d'autres profits.

— Ainsi que vous avez pu le voir, messieurs, au cours de la première partie de cette étude, les animaux ont suivi, quoique de loin, les progrès ap-

portés par l'homme dans son alimentation foncière. Après qu'ils eurent re-
cherché d'eux-mêmes des aliments de
plus en plus digestibles, l'homme les a
successivement habitués aux farines,
aux pains, aux soupes, aux résidus industriels de toute nature d'origine végétale ou animale. Il n'est pas jusqu'aux issues et débris de triperie, aux
déchets d'équarrissage, de boucherie
et de l'industrie des extraits de viandes,
au sang même, dont l'introduction dans
l'alimentation des chevaux, bœufs,
moutons, porcs, etc., n'ait été réalisée
avec succès.

C'est une bien vieille pratique chez
les Arabes, par exemple, lorsqu'ils veu-
lent demander à leurs chevaux une de
ces courses prolongées dont ils sont
coutumiers, de leur faire prendre
comme aliments de résistance, avant
de partir, de la chair cuite de mouton
ou de chameau.

Certes, le cheval ne recherche point
spontanément la viande, mais il a
été reconnu depuis les temps les plus
reculés qu'il pouvait facilement s'y
habituer, et l'usage, dans l'Asie centrale, de donner aux chevaux des bou-
lettes de farine de viande ou de graisse,
et même de la viande crue, se perd
dans la nuit des temps.

Les chevaux carnivores du Thibet, par exemple, ont la réputation, grâce à ce régime, d'avoir des jambes merveilleuses, une adresse acrobatique. Tout cela. Messieurs, est on ne peut plus logique : Le muscle, qui dans l'organisme fait fonction d'accumulateur électrique, se charge en tension de l'énergie dynamique contenue dans les principes nutritifs, énergie que les aliments du 2e degré tels que la viande contiennent en plus forte intensité et lui procurent en plus grande abondance, à parité de poids, toutes choses égales d'ailleurs.

La décharge du muscle s'est-elle opérée par un lancement d'électricité à travers les organes destinés à traduire cette réserve d'énergie latente, c'est à la suite d'une période de repos et d'une nouvelle ingestion d'aliments du 2e degré, qu'une seconde concentration pourra se produire et ainsi de suite : l'avantage physiologique et économique, au cours de ces évolutions, restant toujours en faveur de l'aliment prédigéré.

Notons avant, de quitter le sujet qui vient de nous occuper, que la digestion des viandes par l'appareil digestif des herbivores est la meilleure démonstration de l'aptitude des ferments d'origine végétale (pepsine, papaïne, etc.) à la digestion des albuminoïdes, fibrines, caséines animales, bien qu'ils soient particulièrement chargés d'ordinaire de la digestion des albuminoïdes fibrines, caséines végétales.

Ne trouve-t-on pas d'ailleurs de la graisse de bœuf et de mouton dans les amandes de cacao, de la graisse humaine dans l'huile d'olive, de la graisse de cheval et de l'huile de poisson dans certaines graines oléagineuses. Enfin le beurre de palme n'est-il pas identique au beurre de vache ?

Et la pepsine végétale que secrète entre autres végétaux un arbre de la famille des papayacées, le Carica papaya ou Papayer cultivé (pepsine appelée papaïne), ne jouit-elle pas de la remarquable propriété de digérer les viandes au même titre que la pepsine gastrique des animaux ?

En effet les viandes fraîches, suspendues aux branches du papayer cultivé par les habitants des pays qui s'adonnent à sa culture, sont attendries en peu de temps; — celles plongées dans de l'eau additionnée de sève de papayer subissent très promptement la même action et deviennent très digestibles par suite de cette prédigestion économique. Ce qui établit une fois de plus l'étroite parenté existante entre

les albuminoïdes végétales et animales
et d'une façon générale entre les nu-
tritions des deux règnes.

A la vérité tous ces ferments digestifs sont les ouvriers d'une même
œuvre. Tout au plus le temps, la nature
de la digesterie dans laquelle ils tra-
vaillent d'ordinaire, celle des matériaux nutritifs et des éléments à leur
disposition, en un mot l'influence du
milieu, parvient-elle à les spécialiser
sans rien supprimer toutefois de leurs
aptitudes originelles dont quelques-
unes ne sont que momentanément at-
ténuées.

II

A ceux qui douteraient encore de la nécessité et de l'urgence pour l'agriculteur de procéder, préalablement à la distribution des rations qu'il destine à son bétail, à une prédigestion des principes nutritifs qu'elles contiennent, je rappellerai (en outre des inconvénients que j'ai signalés précédemment en défaveur des aliments bruts) qu'une fraction notable des aliments servis aux animaux ou prélevés par eux, échappe au travail de la digestion, qu'une autre portion ne le subit qu'imparfaitement, et qu'en dernier sort les excréments de ces animaux renferment une forte proportion des principes nutritifs inutilisés en pure perte.

Tantôt ce sont les porcs, les chiens errants qui cherchent à récupérer ces pertes en prélevant dans les excréments humains de quoi apaiser leur faim, tantôt ce sont nombre d'espèces animales qui s'alimentent en ingérant les excréments d'autres espèces, tels que le buffle de l'Inde qui se repaît du crottin de cheval sauvage, ou les bovins domestiques de Suède, Laponie et Norvège dout il a déjà été parlé.

Tantôt enfin ce sont des animaux comme le lapin, le cheval même (j'en ai eu pendant des années des exemples sous les yeux) qui soumettent leurs propres déjections à une seconde ingestion.

Ces repas d'un genre tout spécial, je ne les ai pas relatés ici par pure fantaisie. Ils sont pleins d'enseignements.

Ils établissent d'abord les déperditions nutritives résultant d'appareils digestifs défectueux et insuffisamment pourvus de ferments.

Ils témoignent en outre de la nécessité de la prédigestion des rations alimentaires, dans le double but d'augmenter l'utilisation des fourrages, d'éviter la consommation d'une forte fraction en pure perte, et de celle d'épargner à nos animaux domestiques un genre de nutrition incompatible avec nos mœurs actuelles.

Le nouvel exemple par lequel je terminerai cette longue énumération d'inacceptables usages alimentaires (quoique pratiqué par des hommes), n'est guère plus recommandable.

Mais il parle éloquemment en faveur de l'instinct qui pousse la bête humaine comme les animaux vers l'aliment prédi-

géré d'où qu'il vienne ; et l'importance
que l'organisme attache à la satisfaction
de ce besoin spécial de transformation
préalable quand il est motivé.

Le cas auquel je viens de faire allusion est celui du Lapon nomade, qui,
pressé par la faim et le froid, ouvre
l'estomac du renne qu'il vient de tuer,
en retire le lichen (Cladonia rangifer-
nia) en voie de digestion, pour le faire
cuire et s'en nourrir *avec plus de profit*.

Au résumé, et puisque la nécessité de
la prédigestion des aliments est une
opération dont la nécessité et l'urgence
ont été surabondamment démontrées
au cours de cette étude, je n'ai pas besoin d'insister plus longtemps, je pense,
pour faire ressortir la supériorité du
travail qui s'opère dans mes appareils
digestifs artificiels, sur ceux qui viennent
d'être successivement énumérés.

Ayant démontré par divers exemples
l'existence de pertes alimentaires, par
les déjections, il me reste à en chiffrer
l'importance et à conclure sur l'ensemble de cet exposé.

Dans une étude fort intéressante qui
avait pour but de savoir s'il valait
mieux enfouir en vert une récolte de
légumineuses, que de la faire consommer par les animaux afin de réduire la

perte finale d'azote au minimum, MM.
Muntz et Girard ont employé la méthode suivante dans laquelle nous allons trouver d'utiles indications.

Pour apprécier cette question, ces
expérimentateurs ont analysé avec soin
les rations consommées par les animaux qui ont été pesés au commencement et à la fin de l'expérience ; on a
analysé d'autre part les litières em-
ployées, et enfin le fumier produit. Il
est manifeste que si l'opération n'en-
traînait aucune perte, l'azote des aliments ajouté à celui des litières devait
se retrouver dans l'augmentation du
poids des animaux et dans le fumier. Or il est aisé de déterminer la
quantité d'azote que renferme le fumier, on calcule, d'autre part, celle qui
a été fixée par l'animal d'après l'augmentation de son poids pendant la durée de l'épreuve, on a donc tous les éléments nécessaires pour savoir quelle
déperdition d'azote entraîne la consommation des fourrages par les animaux.

Dans une expérence de six mois de
durée portant sur un lot de moutons
qui recevait une alimentation variée
composée de luzerne sèche ou fraîche
suivant la saison, de betteraves, de
grains, de farines ou tourteaux, et sé-

journait sur une litière de paille, on a
trouvé pour le mouvement de l'azote
les nombres suivants :

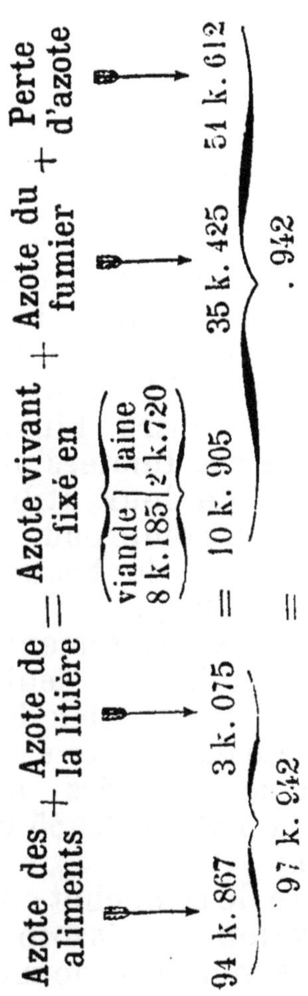

La perte d'azote, comme on le voit, est énorme : 11,49 0ı0 de l'azote fourni par les éléments sont seuls utilisés à la formation de la viande et de la laine, pendant que 54,32 0ı0 de l'azote contenu dans les aliments sont perdus sans récupération d'aucune sorte.

Mais si l'on tient compte qu'une faible partie seulement des 35 k. 425 d'azote contenus dans le fumier pourra être utilisée par les végétaux par suite de déperditions (dans l'atmosphère sous forme d'évaporation ammoniacale, et dans le sol du fait du lavage par les eaux de pluie) entre l'instant de la production de ces fumiers par les animaux et celui de leur utilisation par les végétaux, on comprend que la perte sèche finale sera de beaucoup supérieure à ces 54,32 0ı0.

En se plaçant strictement au point de vue alimentaire, le seul qui nous préoccupe ici, l'utilisation de l'azote des fourrages a été dans cette expérience de longue haleine sur des moutons de 11,49 0ı0 et la perte de 88,55 0ı0, c'est-à-dire énorme.

L'énormité de ce déchet comparé à la faible utilisation de l'azote des fourrages par les moutons, ne méritait-elle pas, messieurs, toute mon attention et a vôtre ?

Et n'étais-je pas en droit de me demander si l'agriculteur, qui consacre chaque année tant d'efforts laborieux à la production de ces fourrages, n'a pas à espérer dans l'avenir de tous autres résultats plus en harmonie avec les progrès scientifiques et industriels de notre époque en matière de rendement.

Le champ d'action est vaste, comme on peut le voir.

Le résultat des essais pratiques auxquels je me suis livré sur l'alimentation des animaux à l'aide d'aliments prédigérés par ma méthode, ont démontré qu'il était possible de prétendre à une toute autre utilisation des fourrages, notamment à celle de fixer dans l'animal, sous forme de produits divers, viande, lait, force, laine, etc., plus de la moitié de la perte que l'agriculteur subit sans le secours de la prédigestion des rations, tout en améliorant l'hygiène des animaux et leur prospérité.

Dans d'autres études destinées à confronter les résultats de celle qui vient d'être citée, MM. Muntz et Girard ont trouvé des chiffres voisins, à droite et à gauche, de ceux de la première, qui viennent en confirmer l'exactitude.

Les animaux n'éliminant pendant la respiration que de faibles quantités d'azote, provenant de la destruction des matières azotées, il en résulte que la perte de 54, 32 0|0 non retrouvée dans le fumier après l'ex¡érience est due en presque totalité à la déperdition dans les bergeries, dans l'air et dans le sol.

Il convient de remarquer qu'on s'était entouré dans ces épreuves de tous les soins possibles, et que dans la pratique agricole la perte non récupérée sous forme de fumier est bien supérieure à celle précitée à conditions égales d'animaux et d'alimentation.

Les expériences analogues faites sur les vaches ont fourni des pertes qui, pour être un peu moindres, n'en sont pas moins encore considérables. On peut dire qu'elles ne s'éloignent pas finalement beaucoup des chiffres ci-dessus, si l'on tient compte des pertes supplémentaires qu'occasionne la pratique agricole.

Les hydrocarbones, les corps gras, la cellulose, les matières minérales, etc., sont, elles aussi, l'occasion de pertes importantes qu'il importe d'éviter, par les moyens que j'indique.

III

Dans tout cet exposé il n'a été question, et il ne pouvait être ici question, que des préoccupations du monde scientifique et agricole tendant à mettre l'alimentation des animaux en harmonie avec les besoins de notre époque, aspirant en un mot à faire de l'alimentation rationnelle.

Les animaux de la ferme comme ceux de toute entreprise de transports représentent un capital souvent élevé qu'il importe de faire produire dans la plus large mesure de nos moyens, qu'il convient également et surtout de protéger contre toute cause d'amoindrissement.

Parmi ces mesures de protection du capital vivant auquel je fais allusion, il en est que je ne puis passer sous silence, car elles constituent un critérium caractéristique d'une tournure d'esprit nouvelle de l'agriculteur, de l'éleveur, du propriétaire à l'égard de leurs collaborateurs animaux.

Pour nombre d'intéressés, le bétail, les animaux de trait ou autres, ces patients et dévoués serviteurs sont considérés comme des serfs indignes d'une

préparation culinaire, d'une protection
quelconque contre les intempéries.

Si, comme je me suis efforcé de vous
le démontrer, messieurs, l'établisse-
ment de digesteries alimentaires est
aujourd'hui l'expression d'un besoin,
n'hésitons pas plus longtemps à les
installer.

Si, sous l'effet combiné du travail et
de la chaleur, les animaux de trait sont
menacés d'insolation et de mort, met-
tons-leur des coiffures sur la tête.

Si enfin, et dans les mêmes conditions, ils sont menacés de piqûres de
mouches ou d'insectes, qui rendent
leur travail pénible et doublent ou tri-
plent leur dépense d'énergie physique,
couvrons-les d'une étoffe légère for-
mant chemise, etc.

L'irrationnel seul est inacceptable et
ridicule. C'est ce que l'on a compris
depuis quelques années, en ce qui concerne les animaux de trait.

Et si vous venez à passer dans quelque ville ou campagne du midi dans la
saison caniculaire, à Bordeaux par
exemple, vous rencontrerez à chaque
pas, attelés à des tombereaux, à des
tramways, des chevaux dont la tête
est protégée par un yoko aux bords
traversés par deux oreilles.

La première fois on en rit. L'approbation ne tarde pas à suivre ce premier mouvement de notre tempérament national, quand on apprend qu'avant cette innovation telle compagnie de tramways qui perdait chaque été un grand nombre de chevaux, frappés d'insolation, n'en perd plus aujour-d'hui de ce chef.

Partout ailleurs, ce sont des bœufs attelés à des charrues, et dont la tête est protégée par des peaux de mouton, le corps par des chemises en toile.

Le calme de tous ces animaux offre un contraste frappant avec ceux, qui, non protégés de la tête ou du corps, se débattent à journées entières, dépen-sant en pure perte, au grand préjudice de leurs propriétaires, une somme d'é-nergie qui se traduit toujours par une consommation inutile d'aliments, quand ce n'est pas la perte de l'animal lui-même.

Libres, les animaux s'abritaient sous les ombrages naturels. Domestiqués, n'en faisons pas de martyrs quand il coûte si peu de les protéger.

La nature, elle même, nous offre des exemples remarquables de sollicitude à l'égard des êtres vivants qu'il lui im-porte de protéger contre les intem-péries et dont elle tient à assurer la nourriture, en raison de la prépondérance qu'ils jouent dans ses œuvres.

Et nous ne l'aurions pas, cette sollicitude, pour des animaux auxquels nous
devons tout, le pain de chaque jour, la
vie? Il était temps d'entrer résolument
dans une autre voie et d'en générali-
ser l'application.

Je vous ai entretenus précédemment
messieurs, de cette curieuse association végétale qui s'appelle *le lichen*, et
de l'importance qui résultait p ur chacun des deux associés, l'algue et le
champignon, de cette vie en symbiose,
dans laquelle l'un fournissait à l'autre
un aliment prédigéré qu'il était dans
l'insuffisance ou l'impossibilité de digérer lui-même.

Là ne se bornent pas les bienfaits de
cette union à bénéfice réciproque.
Ainsi que vous avez pu le remarquer,
si le champignon est totalement impuissant à former des hydrocarbones, privé
qu'il est de chlorophylle, l'algue peut
à la rigueur créer des albuminoïdes,
quoique plus lentement que son co-
associé. D'où il semblerait résulter que
le bénéfice est plus grand pour le champignon que pour l'algue. Une association contractée dans ces conditions
n'aurait pas chance de durée, aussi il n'en
est rien à la vérité, car l'algue trouve
à la fois, dans le champignon, un abri

contre la sécheresse, la pluie où le vent, qui lui permet de se maintenir, toute l'année, sur les rochers, la terre et les écorces, et un support sur lequel elle peut s'étaler en feuille où se dresser en buisson; le champignon jouant ici le rôle de chapeau et de tuteur tout à la fois.

Tant de prévenances devaient être, elles aussi, l'expression d'un besoin impérieux. Ce besoin nous le trouvons dans le rô e capital que nous paraissent avoir joué les lichens dans la nature.

C'est même uniquement par une association que nous pouvons comprendre et que nous voyons en effet se manifester la première apparition durable de la vie végétale à la surface d'un sol stérile, d'un récif émergé par exemple, d'un rocher éboulé, d'une pierre extraite de la carrière, d'une tige recouverte de liège, etc.

Ce rocher reçoit les germes de toutes les plantes voisines, mais ni les graines des phanérogames, ni les spores des cryptogames vasculaires ou des muscinées, ne peuvent y développer ces plantes, faute d'un sol nutritif ou enfoncer leurs racines et leurs poils absorbants.

Les champignons ne peuvent pas davantage y croître, faute de principes hydrocarbonés.

Seules, certaines algues inférieures ont la faculté d'y vivre aux *dépens de la lumière et de l'humidité*.

Elles commenceront donc à s'y établir pendant les jours humides, et de fait dans toutes les régions du globe, on voit le rocher se couvrir de Protocoque, de Nostocs, de Scytonèmes, etc.; mais leur règne sera de courte durée ; viennent la sécheresse et la chaleur, elles disparaîtront, pour reparaître plus tard et s'évanouir à nouveau.

A moins que, pendant leur végétation éphémère, elles n'aient reçu les spores de certains champignons, qui, germant à la surface, les enveloppent de leurs filaments, en même temps qu'ils se nourrissent d'elles, les protègent et en assurent la permanence.

Sous cette forme d'association de Lichen, une végétation *durable* peut donc s'établir et s'établit en effet, l'algue décomposant pour elle et pour le champignon l'acide carbonique de l'air et faisant la synthèse rapide des composés hydrocarbonés ; le champignon désorganisant la roche à l'aide de ses filaments, et y puisant pour lui et pour l'algue, par une véritable digestion minérale, les sels nécessaires à la synthèse également rapide des matières albuminoïdes, à l'aide des hydrates de carbone.

Plus tard, à mesure qu'ils meurent, les débris de Lichens s'accumulent avec les particules de roches désorganisées et le tout forme un sol où pourront se développer les Muscinées ; puis sur ce sol rendu plus épais et plus fécond pourront croître des plantes à racines, cryptogames vasculaires et phanérogames, etc.

Répandus partout, les lichens sont donc partout les créateurs du sol.

J'ai tiré au point de vue de mon sujet spécial les conclusions qui découlent de cette merveilleuse organisation; je n'y reviens pas.

A ceux qui prétendent ne pas avoir de temps à consacrer aux soins culinaires et autres auxquels j'ai fait allusion, libre à eux de sacrifier le capital vivant qu'ils ont engagé dans leur exploitation, de se contenter des maigres produits qui correspondent à toute alimentation mal comprise.

L'industriel qui prétend n'avoir ni le temps ni les ressources nécessaires pour mettre son matériel et ses procédés à la hauteur des perfectionnements urgents trouve toujours le temps de disparaître du tournoi dans lequel il est engagé.

De même l'agriculteur qui, pour une raison ou pour une autre, n'aura pas su ou pu se mettre en mesure de produire ses grains, ses fourrages, son lait, son beurre, sa viande, etc., à un prix lui permettant d'y trouver la rémunération de son labeur (et ces prix iront encore baissant sous la pression du progrès universel pour le plus grand bien des consommateurs qui sont le plus grand nombre) — sera contraint à abandonner son exploitation. Ce qui ne sera ou ne pourra pas être produit en France *à un prix de*, pour être écoulé sur les marchés français ou étrangers, le sera par d'autres puissances plus progressives. Chaque jour nous apporte à cet égard de dures leçons, qui sont loin d'être les dernières, pour qui s'est donné la peine d'aller se renseigner au dehors.

Les cours des produits végétaux et animaux sont réglés par un jeu incessant de forces et de facteurs économiques qui ne sont dans la main d'aucun gouvernement, considérés isolément. Ces cours ont la brutalité des chiffres devant lesquels il faut s'incliner d'abord, tout en luttant sans trève ni merci, pour essayer d'en tirer finalement profit.

Les individualités agricoles doivent

compter avant tout sur les fruits dus à leur initiative personnelle.

Si tout n'est pas rose dans la profession d'agriculteur, il n'en demeure pas moins constant et avéré que, parmi les populations rurales des différents pays du monde comme parmi les groupes industriels, celles qui prennent le dessus sur les divers marchés, sont précisément celles chez lesquelles les individualités font les plus grands efforts pour s'instruire, pour s'inspirer de tous les progrès signalés dès qu'ils prennent jour et mettre leurs procédés à l'unisson de ces progrès, sans attendre que leurs voisins en aient recueilli les plus clairs bénéfices.

Au point de vue qui nous occupe ici, nul doute que les vainqueurs de demain dans cette lutte à outrance de la production à bon marché des produits animaux, ne soient ceux qui auront su, dès la première heure, mettre dans leur jeu, à côté d'un choix heureux de sujets et de spéculations animales les plus en harmonie avec les conditions générales dans lesquelles ils sont placés, les méthodes de rationnement et de préparation les plus favorables à la production intensive — la seule économique, je le répète, en matière d'alimentation.

L'amélioration des races domestique[s] qui consiste à mieux approprier leur[s] aptitudes, leurs qualités, leurs spécialités productives à tous les service[s] utiles ou d'agrément que nous leur demandons, sera la conséquence directe de la nouvelle méthode d'alimentation que je cherche à implanter en France. Ces races doivent être l'expression vivante des besoins généraux de chaque pays et de chaque époque, de chaque état de civilisation, et doivent progresser sans cesse comme l'humanité.

Sans méconnaître l'importance des autres causes modificatrices de la forme spécifique des espèces animales, telles que les reproducteurs, le climat, le pansage, l'exercice, etc., et sans cesser un instant de les faire concourir au but poursuivi, on peut dire en général, pour les espèces domestiques des pays civilisés, que les races animales sont surtout le produit de l'alimentation.

Elles demeurent stationnaires, s'améliorent ou dégénèrent, selon que les méthodes d'alimentation et les produits alimentaires sont immobiles, progressifs ou rétrogrades.

Tels fourrages, tel bétail, dit le proverbe.

Non seulement l'alimentation fournit les matériaux mêmes de la machine animale, mais encore son action sur l'être vivant est de tous les instants, elle commence avant sa naissance et finit après sa mort, elle préside à la formation de tous les produits.

« La science de la gueule, dit Montaigne, — parlant de l'homme, — est tellement dépendante de l'hygiène que la plupart des médecins ont cru trouver la source de toutes nos maladies dans la diversité de nos aliments. Les anciens rois d'Egypte, ajoute-t-il, ne mangeaient rien sans l'ordonnance des médecins. Et Gallien est persuadé qu'on peut donner aux hommes toutes les vertus par le choix de telle ou telle alimentation. »

Puissions-nous procurer à nos animaux domestiques, celle de nous fournir d'abondantes et économiques provisions de viande, de lait, de beurre, de laine, d'œufs, de force, etc., c'est le but que je me suis proposé en entreprenant mes travaux sur la prédigestion des aliments de toute nature, quelle qu'en soit l'origine, le rationnement et la destination.

IV

CONCLUSION

Ce principe de la prédigestion que je préconise et dont l'introduction dans la pratique alimentaire courante des animaux adultes et bien portants, aurait pu sembler avant cette conférence une innovation téméraire à certains esprits, la nature s'en fait un jeu permanent, ainsi que vous avez pu le voir, messieurs, avec une désinvolture merveilleuse. C'est la clef même de ses œuvres et son plus puissant moyen d'action. Elle l'utilise dans tous les sens, positif et négatif par voie de digestions progressives et de digestions rétrogrades, mettant tantôt ses ferments à la besogne, pour prélever dans l'air et dans le sol les matières fondamentales de tout principe nutritif (albuminoïdes, hydrocarbones, corps gras, etc.) et créer ces principes sous une forme assimilable, pour la formation des divers organes et produits de la plante.

Puis, soit que ces principes soient en excès pour les besoins du moment, soit qu'elle les destine à des formations ul-

térieures dont l'heure n'a pas encore
sonné, faisant preuve d'une prévoyance
admirable, elle les solidifie momentanément par pure mesure de conservation,
les place en réserve dans différents
organes appropriés, en attendant qu'elle
les redissolve à nouveau pour les faire
cheminer partout, au besoin sera pour
la formation de ses tissus, et notamment
dans la graine, point de départ d'un
cycle nouveau.

Un herbivore vient-il à passer et à
consommer ces réserves, le premier
acte de ses ferments digestifs est de les
solubiliser en vue de leur mobilisation,
de leur transport au sein des tissus
animaux où elles se fixeront à nouveau
sous forme d'éléments plastiques, d'os,
de force musculaire, de produits et sécrétions diverses, etc., jusqu'à ce que
de nouveaux acteurs, les carnassiers,
le nécrophage et les agents de la décomposition finale, entrent en scène,
procédant tour à tour à une série de
digestions analogues, d'hydratations et
déshydratations successives, de disso-
ciations finales, qui ne sont elles-mêmes
que le prélude de nouveaux festins.

L'alimentation de tous les êtres vivants de notre époque, dont on exige
une production intensive quelconque,
doit être avant tout une alimentation

progressive déduite des faits d'observation scientifique et empirique, c'est-à-dire composée d'aliments ayant été soumis à une digestion préalable et partielle obtenue par l'emploi artificiel des ferments digestifs.

Soyons donc logiques, et n'hésitons pas plus longtemps à accorder à l'alimentation des animaux cette prédigestion que la nature a accordée à ses animaux, à ses végétaux dans tous les cas motivés, que nous nous attribuons à nous-mêmes et que nous accordons gratuitement aux plantes quand nous leur fournissons, — comme cela doit être d'ailleurs dans toute exploitation bien entendue :

1º *des fumiers* traités à l'aide de la fermentation préalable, pour faciliter la solubilisation des principes nutritifs qu'ils contiennent ; c'est-à-dire la production des nitrates et de cet autre aliment prédigéré par excellence, de ce nutriment végétal qui s'appelle l'humus, la matière ulmique, au sein de laquelle se maintiennent en dissolution des principes minéraux (acide phosphorique, chaux, oxyde de fer, etc.), qui dans une dissolution dépouillée de matière organique se précipiteraient les uns sur les autres au plus grand préjudice de la plante, — matière ulmique dont l'influence sur la fertilité est de jour en jour mieux reconnue.

2° des engrais chimiques d'origine végétale, animale (excrémentitiels masculins ou non), dont la presque totalité ont été archiprédigérés — d'où leur grande valeur alimentaire pour les végétaux, — et notamment des phosphates prédigérés chimiquement par hydratation, à l'instar des ferments, pour les convertir en superphosphates, afin de suppléer au travail de ces derniers, qui, bien que chargés dans la nature et dans le sol de cette fonction, l'exécutent avec trop de lenteur pour pouvoir donner satisfaction aux besoins de la production intensive — tout aussi nécessaire en culture qu'en alimentation, et pour les mêmes raisons.

3° des terres, des terreaux soigneusement triturés et engraissés de principes nutritifs variés rendus assimilables par la fermentation et par les engrais dont je viens de parler en vue de la production et de l'amélioration constante de ces belles variétés, si luxuriantes, d'arbres de toutes essences, de fourrages, de grains, de fleurs, de fruits et de produits de toutes sortes.

4° De ferments nitriques et autres inoculés dans les sols stériles ou peu productifs en vue de faciliter aux

plantes la digestion des principes minéraux et organiques du sol, des éléments
gazeux de l'atmosphère, et dans le but
de suppléer à leur appauvrissement
en agents prédigérateurs.

Et puisque les ferments qui tra-
vaillent dans les fumiers proviennent
des aliments et de l'intestin des herbivores où ils auraient rendu des services supplémentaires profitables à l'animal à la faveur d'un plus long séjour
dans l'organisme — (cela ne fait aucun
doute) — n'est-il pas rationnel de sou-
mettre, préalablement à la nutrition,
les aliments à l'action de ces mêmes
ferments, pendant un temps qu'il nous
sera loisible de prolonger autant que
de besoin (temps que l'étude et l'expérience m'ont indiqué d'ailleurs), et
dans le but précité.

La digesterie ! mais elle existe partout et à tout propos, dans la nature,
en matière alimentaire, depuis la cellule végétale où s'élaborent mystérieu-
sement les sources de la vie par la décomposition de l'acide carbonique de
l'atmosphère sous l'influence des radia-
tions calorifiques solaires et de la chlorophylle, et par la fixation du combus-
tible des êtres organisés ainsi obtenu
(le carbone) sur les éléments de l'eau,
— jusqu'à la digesterie à pattes ou ailée

(insecte ou mouche), que boira vivante une plante carnivore, et jusqu'à cette autre digesterie précieuse pour l'homme qui s'appelle le bétail.

Quel est l'être vivant qui ne l'emporte pas avec lui en tous lieux depuis sa naissance et au delà de la mort, en vue de l'approvisionnement de ce banquet perpétuel — je devrais dire éternel — qu'est la vie, où la fin d'un monde n'est que l'aurore d'un autre.

De telle sorte, (dans l'horizon qui nous occupe plus particulièrement ici), que le végétal ne pourra songer à s'alimenter qu'après le repas de ses propres ferments digestifs, l'herbivore qu'après celui du végétal, le carnivore ou le carnassier qu'après ceux de l'herbivore et du végétal, l'homme et le nécrophage qu'après ceux du carnassier, de l'herbivore, du végétal, etc., chaque individu jouant vis-à-vis de celui qui le suit dans l'échelle nutritive le rôle de digesterie alimentaire mettant à la disposition de celui-ci ses appareils et ses procédés.

D'autre part, si, pour parvenir à la production intensive, on bourre l'estomac d'aliments non prédigérés, on provoque une indigestion — toujours préjudiciable au but poursuivi en principe — on augmente purement et simplement, à l'encontre des intérêts du spéculateur, le pour cent de principes nutritifs non utilisés.

Il n'est pas possible, dans un temps donné, de faire pénétrer dans le sang par n'importe quelle méthode alimentaire, une aussi grande somme de principes nutritifs qu'avec le concours de la pré-digestion. Comme tout être vivant, les ferments sont normalement capables d'un travail donné dans un temps donné, et rien de plus. Les muqueuses stomacales et intestinales des animaux peuvent en sécréter un nombre de — pouvant faire chacun un travail de — dans un temps de — (celui pendant lequel les aliments séjournent dans l'appareil digestif). Ces données, en tant que chiffres, varient d'un animal, d'une race ou d'une espèce à l'autre, ce que justifie la résultante de ces divers éléments, c'est-à-dire *le travail digestif* total effectué dans le cours de la digestion — travail, qui est lui-même nécessairement variable, ainsi que le prouvent les différences d'utilisation des aliments que nous avons précédemment constatées chez le cheval, le bœuf, etc.

Chez ces animaux, il y a disproportion entre le travail à accomplir, les moyens dont ils disposent aujourd'hui, et le temps limité pendant lequel doit durer l'acte.

Or, nous ne pouvons augmenter le produit des facteurs qui concourent au résultat. c'est-à-dire le 0/0 des principes nutritifs rendus assimilables, et le 0/0 des produits fabriqués qui en est la conséquence que de deux manières :

1° En inoculant des ferments digestifs dans l'estomac des animaux à la faveur d'une incorporation de ces ferments dans la ration alimentaire précédemment ou parallèlement à l'ingestion. Mais dans ce cas nous ne pouvons augmenter ni la surface sécrétante et travaillante de l'appareil digestif, ni le temps de durée du travail des ferments, ni la température. Ce dernier point est capital : les ferments ne fournissant le maximum de production qu'à l'optimum de température (et cet optimum pour certains d'entre d'eux, non des moins importants, est de beaucoup supérieur à la température du corps de l'homme ou des animaux).

2° en procédant conformément à ma méthode, c'est-à-dire en faisant agir les mêmes ferments (dans les limites convenables) avant l'ingestion. De cette façon on reste maître de régler la durée de l'opération, la température, la prédominance, le milieu favorable au travail maximum du ferment, etc., cette dernière condition est particulièrement importante, car il ne suffit pas d'apporter le ferment, là où il manque pour en tirer profit, et je connais des inoculations, sur lesquelles avaient été caressées de grandes espérances, qui n'ont pas réussi pour n'avoir pu réaliser autour du ferment les conditions indispensables à son existence et à son travail — alors qu'elles étaient couronnées de succès par ailleurs.

Le cas de la vache récupérant ce que le cheval a utilisé, en consommant le fumier de ce dernier, nous offre une preuve expérimentale vivante, remarquable, de ce que l'on peut obtenir en matière de nutrition par une digesterie mieux appropriée à l'aliment considéré. Il en est de même pour les vies ultérieures qui se créent et vivent des résidus nutritifs du fumier de vache, etc.

D'autre part, les aliments à l'état vert, je veux dire fraîchement récoltés (fourrages, grains, racines, tubercules, etc.), étant beaucoup plus digestibles que les mêmes aliments à l'état sec, et cette digestibilité allant en diminuant au fur et à mesure qu'on s'éloigne de la récolte : toute méthode (et la mienne est de ce nombre) qui tendra à ramener ces aliments conservés à un état voisin ou supérieur à la digestibilité qu'ils avaient lors de la récolte est une méthode dont nous devons nous saisir sans hésitation.

Et se demander si cette méthode est acceptable pour les animaux, revient à mettre en question la possibilité de la consommation elle-même des fourrages verts, du lait, de la viande, etc.. derniers produits qui, je le répète, sont un terme beaucoup plus avancé de la série des transformations des végétaux que celui qui sort fabriqué de mes digesteries. Comme les fourrages verts et toutes les autres matières alimentaires humides, mes aliments demandent à être consommés frais et fraîchement préparés ; mais si, pour une cause motivée (approvisionnements des rations du soldat, du marin, du cheval de troupe, etc.), ils doivent être fabriqués longtemps avant l'emploi — imitant la nature — il faut procéder à sa dessication.

On peut employer pour cela la panification ou autre moyen suivant le but poursuivi.

Il n'est pas douteux que l'homme, subissant l'inexorable loi qui a frappé de dégénérescence des êtres doués d'une toute autre énergie vitale que lui, ne soit contraint de passer, un jour donné, de la prédigestion partielle aujourd'hui proposée, à la prédigestion totale de

ses aliments, et que cette dernière res-
source ne soit le salut pour lui pendant
de longues périodes.

L'insuccès de ma méthode, s'il se produi-
sait dans un cas isolé, ne pourrait être que
le fait d'un vice de rationnement ou d'ap-
propriation à la spéculation poursuivie.

Là où il faudra fournir de l'énergie
dès les premiers intants du travail, mes
aliments répondront à ce but. S'ils doivent en outre permettre un travail sou-
tenu, il sera toujours facile d'introduire
dans les rations des fourrages ou aliments lestants, de digestion plus lente,
c'est-à-dire de réserve.

Vous avez pu voir, Messieurs, au
cours de cette étude, que, si de malfai-
sants microbes se disputent la posses-
sion de nos organes, il en est de bons
attachés à nos personnes. Et de la vic-
toire ou de la défaite des armées du
bien et du mal, dépendent la santé, la
maladie ou la mort. Pour n'être pas
perceptibles à nos sens, les ferments
solubles, n'en sont pas moins des orga-
nismes cellulaires dont l'existence est
indéniable, de par leur travaux gigan-
tesques considérés dans leur ensemble.
Peu importe — quant à présent — la
physionomie de ces invisibles artisans,
si leur œuvre est réelle, utile et productive à nos besoins.

Travaillant in lifféremment, quoique avec des intensités différentes, dans l'air, dans l'eau, dans les végétaux, dans les corps animaux, dans les fumiers, à l'air libre comme sous une pression de 7 atmosphères dans le haricot ou de 13 atmosphères dans l'hélianthe (appelée vulgairement soleil), etc., les récipients naturels ne leur sont pas nécessairement indispensables.

L'essentiel, je le répète, est la création d'un milieu bien favorable aux ferments qu'on veut faire prédominer, défavorable aux ferments nuisibles qu'il s'agit de réduire à l'impuissance, pendant que s'accomplit la bonne besogne.

La vie d'une cellule ferment n'étant que de quelques heures, on peut, par un ensemencement et une culture rapide bien comprise, arriver, en peu de temps, à les améliorer et à les domestiquer en vue de l'obtention d'un produit supérieur.

Ces ferments obtenus, il est facile de les utiliser, de diriger l'intensité de leur travail (l'accélérer, le ralentir ou le supprimer, le faire ensuite renaître) en modifiant à volonté la température, le degré d'acidité, d'alcalinité ou de neutralité, etc., de leur milieu d'action.

Ce sont là des moyens de direction

qui sont irréalisables dans le silo —
d'où une grande supériorité de ma méthode sur ce procedé de transformation — qui ne doit être considéré en
réalité, je le rappelle à dessein, que
comme procédé avantageux de *conservation* dans les années humides où
l'on ne peut faner les fourrages, et dans
quelques autres cas particuliers analogues.

De plus, tandis que les produits
animaux obtenus par mes aliments
prédigérés sont supérieurs comme
lait, viande, etc., — le lait provenant
d'animaux nourris avec des fourrages ensilés n'a plus la pureté de
goût habituelle, ainsi que le beurre qui
perd de sa saveur et de la consis-
tance.

Je termine cette troisième partie de
ma conférence, en vous rappelant, Messieurs, l'importance que peut jouer l'a-
limentation dans le sort des armées.

L'Allemagne doit à ses fameuses sau-
cisses aux pois (Erbswurst) — pourtant si inférieures aux produits alimentaires que ma méthode permettrait de
faire — une grand partie de ses vic-
toires de 1870.

Ce fut certes, à côté d'autres causes
de désorganisation multiples, un fac-
teur néfaste pour nos troupes, et non

des moins importants, que cette infériorité alimentaire.

Grâce à des repas d'une préparation facile, les Allemands attaquaient à l'improviste nos défenseurs, qui étaient obligés, pour se battre, de renverser les bouillons interminables à faire, et de boucler les marmites de campagne sur les sacs, souvent sans avoir pu rien prendre,

Je n'ai pas besoin d'insister plus longuement sur l'intérêt que présenteraient des rations partiellement prédigérées et mises sous une forme de conservation facile, pouvant donner par leur rapide préparation et prompte assimilation, une énergie physique inaccoutumée dès les premiers instants du combat, d'où peut dépendre le sort de bien des espérances.

Je terminerai cet entretien par les quelques considérations d'ensemble suivantes :

Si l'agriculture n'a pas pris une part égale à l'industrie dans le grand tournoi de la création et du perfectionnement des arts, si elle est restée longtemps dans une sorte d'enfance, elle l'a dû surtout à l'isolement.

Parmi les arts industriels, en était-il un cependant qui soit plus utile à l'homme, qui eût été plus digne de participer aux progrès, aux élans de prospérité qui depuis un demi-siècle ont entraîné l'industrie comme à travers un rêve vraiment féérique?

En est-il un qui présentait à l'activité humaine un horizon plus vaste de recherches, d'études, d'observations, qui méritait davantage d'attirer à lui les hommes qui, par leurs aptitudes et leurs connaissances, étaient à même d'y rencontrer un terrain favorable à l'application de leurs facultés avec honneur et profit?

Une sorte de prévention, certain sentiment, selon moi déplacé, les avaient éloignés longtemps de l'agriculture qui, ainsi réduite à la routine, s'est tenue à l'écart de toutes les innovations, même les plus impérieuses. Les applications de la science sont longtemps demeurées pour elle lettre morte.

Elle s'est enfin ressaisie aujourd'hui. Elle a compris que l'industrie devait ses merveilleux résultats à l'union, à la hardiesse, à l'esprit de méthode et d'observation dans l'ordre progressif.

De tous côtés les modes de culture se sont améliorés, le matériel s'est répandu et perfectionné. La terre reçoit enfin, par l'emploi raisonné des engrais, la matière première des récoltes intensives, et, plus simplement, de quoi suppléer aux exportations dues à la nutrition et aux besoins de l'homme et des animaux.

Eufin l'agriculture a senti que son alliance à la manufacture était un de ses plus sûrs éléments de prospérité, qu'à ce contact elle ferait dériver rapidement vers elle, et à son profit, l'expérience acquise de la science, les applications, les travaux, les découvertes des savants et des manufacturiers; enfin, le capital, ce nerf des entreprises agricoles, commerciales et manufacturières.

Les sucreries, les distilleries, les brasseries, les féculeries, les huileries, etc., n'ont pas seulement apporté à l'agriculture le principe rémunérateur de la consommation agricole sur place, mais ont été pour elle une source de résidus industriels précieux pour son bétail, d'abondants engrais pour son sol.

Ces alliances de l'usine à l'agriculture ont opéré de si heureux résultats, qu'il nous est permis d'en espérer de plus grands encore, aux horizons plus vastes.

Le traitement industriel des rations alimentaires du bétail, des animaux de trait, de basse-cour, etc., par des manutentions et un matériel simples à la portée de tous, ne devrait-il pas être l'aurore d'une ère de prospérité nouvelle pour l'agriculture, d'une révolution économique considérable par sa portée.

A ce titre, elle mérite l'attention et l'examen de tous les intéressés.

Tours, le 16 novembre 1895.

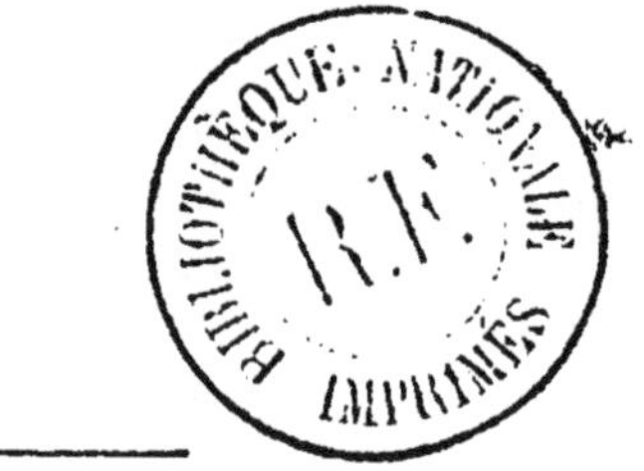

————

Tours, imprimerie Roger Du Bois

www.ingramcontent.com/pod-product-compliance
Ingram Content Group UK Ltd.
Pitfield, Milton Keynes, MK11 3LW, UK
UKHW031830170726
13836UKWH00004B/1596